Salatite võlumaailm

Tervislikud ja maitsvad retseptid igaks päevaks

Kristina Tamm

Sisu

Kleopatra kana salat 10

Tai-Vietnami salat 12

Cobbi jõulusalat 14

Rohelise kartuli salat 17

Põletatud maisi salat 20

Kapsa ja viinamarja salat 22

tsitruseliste salat 24

Puuviljasalat ja salat 26

Õuna-salati salat 28

Oa ja pipra salat 30

Porgandi ja datli salat 32

Kreemjas paprika salatikaste 33

havai salat 35

Põletatud maisi salat 37

Kapsa ja viinamarja salat 39

tsitruseliste salat 41

Puuviljasalat ja salat 43

Kana karri salat 45

Maasika-spinati salat 47

Maguskapsa salat restoranis 49

Klassikaline makaronisalat 51

Pirnisalat Roqueforti juustuga 53

Barbie tuunikala salat 55

Pühade kana salat 57

Mehhiko oasalat	59
Peekoni rantšo pastasalat	61
Punase koorega kartulisalat	63
Musta oa ja kuskussi salat	65
Kreeka kana salat	67
Imeline kanasalat	69
Puuviljane kanakarri salat	71
Imeline kanakarri salat	73
Vürtsikas porgandisalat	75
Aasia õunasalat	77
Suvikõrvitsa ja orzo salat	79
Kress-salat puuviljadega	81
Cesari salat	83
Mango kana salat	85
Apelsini salat mozzarellaga	87
Kolme oa salat	89
Miso tofu salat	91
Jaapani redis salat	93
Edela-Cobb	95
Caprese pasta	97
Suitsuforelli salat	99
oa-muna salat	101
Ambros salat	102
Veerand salat	104
Hispaania tšilli salat	106
mimoosi salat	108
Klassikaline Waldorf	110

Mustsilmhernesalat 112

Köögiviljasalat Šveitsi juustuga 114

Maitsev porgandisalat 116

Marineeritud köögiviljasalat 118

Röstitud värvilise maisi salat 120

Kreemjas kurk 122

Marineeritud seente ja tomati salat 124

Oasalat 126

Küüslaugu peedi salat 128

Marineeritud mais 129

Hernesalat 131

naerisalat 133

Õuna ja avokaado salat 135

Maisi salat, oad, sibul 137

Itaalia köögiviljasalat 139

Mereandide pasta salat 141

Grillitud köögiviljasalat 143

Maitsev suvine maisisalat 145

Krõmpsuvate herneste salat karamelliga 147

Musta oa võlusalat 149

Maitsev Kreeka salat 151

Hämmastav Tai kurgisalat 153

Valgurikas basiiliku tomati salat 155

Kiire kurgi-avokaado salat 157

Orzo ja suussulav tomatisalat fetajuustuga 159

Inglise kurgi ja tomati salat 161

Vanaema baklažaani salat 163

Porgandi, peekoni ja brokoli salat ... 165

Kurgi-tomati salat hapukoorega ... 167

Tomati tortellini salat ... 169

Brokkoli ja peekon majoneesivinegretis ... 172

Kanasalat kurgikreemiga ... 174

Köögiviljad mädarõika vinegretiga ... 176

Magus herne- ja pastasalat ... 178

Värviline pipra salat ... 180

Kanasalat, kuivatatud tomatid ja piiniapähklid juustuga ... 182

Mozzarella ja tomati salat ... 184

Vürtsikas suvikõrvitsasalat ... 186

Tomati ja spargli salat ... 188

Kurgisalat piparmündi, sibula ja tomatiga ... 190

Adas Salatas ... 192

Ajvar ... 194

Bakdoonsiyyeh ... 196

Põhjus Rellena ... 197

Curtido ... 199

Gado Gado ... 201

Hobak Namul ... 203

Horiatiki Salata ... 205

Kartoffelsalat ... 207

Kvashenaya Kapusta Provansal ... 209

Waldorfi kana salat ... 210

Läätsesalat oliividega, suurepärane ja feta ... 212

Tai grillitud veiseliha salat ... 214

Ameerika salat ... 216

Kleopatra kana salat

Koostisained

1 ½ kanarinda

2 spl. ekstra neitsioliiviõli

1/4 tl. purustatud punased boosthelbed

4 purustatud küüslauguküünt

1/2 tassi kuiva valget veini

1/2 apelsini, mahl

Peotäis viilutatud lamedate lehtedega peterselli

Jäme naatrium ja must pipar

meetod

Kuumuta pliidil suur mittenakkuva pakk. Lisa ekstra neitsioliiviõli ja kuumuta. Lisa purustatud boost, purustatud küüslauguküüned ja kanarinnad. Prae kanarinda igast küljest põhjalikult pruuniks, umbes 5-6 minutit. Lase vedelikul küpseda ja fileel veel umbes 3-4 minutit küpseda, seejärel tõsta pann tulelt. Pigista linnuliha peale värskelt pressitud laimimahla ja serveeri maitseks turgutatud peterselli ja soolaga. Serveeri kohe.

Nautige!

Tai-Vietnami salat

Koostisained

3 ladina salatit, tükeldatud

2 tassi värskete köögiviljade seemikuid, mis tahes sorti

1 tass täiuslikult viilutatud daikonit või punast redist

2 tassi herneid

8 rohelist sibulat, diagonaalselt viilutatud

½ seemneteta kurki, 1/2 pikuti viilutatud

1 pint kollast või punast viinamarjatomatit

1 punane sibul, neljaks lõigatud ja väga täiuslikult viilutatud

1 valik suurepäraseid tulemusi värskelt, trimmis

1 valik värsket basiilikut, kärbitud

2 x 2 untsi pakki viilutatud pähkleid, leiti küpsetuskäigust

8 tükki mandli või aniisi röstsaia, lõigatud 1-tollisteks tükkideks

1/4 tassi tamari tumedat sojakastet

2 spl. taimeõli

4 kuni 8 õhukest kanakotletti olenevalt suurusest

Sool ja värske must pipar maapinnast

1 nael mahi mahi

1 küps laim

meetod

Kombineeri kõik koostisosad suures kausis ja serveeri jahutatult.

Nautige!

Cobbi jõulusalat

Koostisained

Mittekleepuv toiduvalmistamissprei

2 spl. pähkli siirup

2 spl. pruun suhkur

2 spl. Siider

1 nael singitoidu, täiesti valmis, suured täringud

½ lb kikilipsu tuumad, keedetud

3 spl. ilusad viilutatud hapukurgid

Bibbi salat

½ tassi viilutatud punast sibulat

1 tass peeneks hakitud gouda juustu

3 spl. viilutatud värsked petersellilehed

Vinegrett, valem on järgmine

Marineeritud orgaanilised oad:

1 nael herned, kahanda, lõigata kolmandikuks

1 C. viilutatud küüslauk

1 C. punased helbed

2 spl. ekstra neitsioliiviõli

1 C. Valge äädikas

Näputäis soola

Must pipar

meetod

Kuumuta pliit temperatuurini 350 kraadi F. Kandke küpsetusvormile mittenakkuva küpsetussprei. Sega keskmise suurusega nõus kreeka pähklisiirup, pruunikas glükoos ja õunasiider. Lisa sink ja sega korralikult läbi. Pane singisegu ahjuvormile ja küpseta, kuni see on läbi kuumenenud ja sink pruunistunud, umbes 20–25 minutit. Võta ahjust välja ja tõsta kõrvale.

Lisa kastmega roale teraviljahelbed, hapukurk ja petersell ning sega katteks.

Vooderda suur serveerimisvaagen Bibbi salatiga ja lisa tera. Aseta tera peale ridadesse punane sibul, Gouda, marineeritud herned ja valmis sink. Serveeri.

Nautige!

Rohelise kartuli salat

Koostisained

7–8 rohelist sibulat, puhastatud, kuivatatud ja tükkideks lõigatud, rohelised ja valged osad

1 väike valik murulauku, viilutatud

1 C. Kosher sool

Värskelt jahvatatud valge pipar

2 spl. vesi

8 spl. ekstra neitsioliiviõli

2 kehakaalu punast bliss sellerit, pestud

3 loorberilehte

6 spl. must äädikas

2 šalottsibulat, kooritud, pikuti neljaks lõigatud, õhukesteks viiludeks

2 spl. kreemjas Dijoni sinep

1 spl. viilutatud kapparid

1 C. kappari vedelik

1 väike hunnik estragonit, tükeldatud

meetod

Blenderis blenderis šalottsibul ja murulauk. Maitsesta maitse järgi soolaga. Lisa vesi ja sega. Vala 5 spl. ekstra neitsioliiviõli läbi segisti ülaosa ja segage aeglaselt ühtlaseks massiks. Aja seller vees potis keema ja alanda kuumust keemiseni. Maitsesta vett vähese soolaga ja lisa loorberilehed. Hauta sellerit pehmeks, kui see on tera otsaga läbistatud, umbes 20 minutit.

Selleri jaoks piisavalt suures tassis segage must äädikas, šalottsibul, sinep, kapparid ja estragon. Sega juurde ülejäänud ekstra neitsioliiviõli. Nõruta seller ja visake loorberilehed ära.

Asetage seller nõusse ja purustage see ettevaatlikult kahvli pistikutega. Maitsesta ettevaatlikult boosti ja naatriumiga ning sega korralikult läbi.

Lõpeta rohelise sibula ja ekstra neitsioliiviõli seguga. Sega hästi. Hoia serveerimiseni 70 kraadi juures soojas.

Nautige!

Põletatud maisi salat

Koostisained

3 suhkrumaisi kõrva

1/2 tassi viilutatud sibulat

1/2 tassi viilutatud paprikat

1/2 tassi viilutatud tomateid

Sool, maitse järgi

Vinegreti jaoks

2 spl. Oliiviõli

2 spl. Sidrunimahl

2 spl. tšilli pulber

meetod

Maisitõlvikut tuleks röstida keskmisel kuumusel, kuni see on kergelt söestunud. Pärast röstimist tuleks maisitõlvikute tuumad noaga eemaldada. Nüüd võta kauss ja sega terad, hakitud sibul, paprika ja tomatid soolaga ning jäta kauss kõrvale. Nüüd valmista salatikaste, segades kokku oliiviõli, sidrunimahl ja tšillipulber, seejärel pane külmkappi. Enne serveerimist vala vinegrett salatile ja serveeri.

Nautige!

Kapsa ja viinamarja salat

Koostisained

2 kapsast, hakitud

2 tassi poolitatud rohelisi viinamarju

1/2 tassi peeneks hakitud koriandrit

2 rohelist tšillit, hakitud

Oliiviõli

2 spl. Sidrunimahl

2 spl. Tuhksuhkur

Sool ja pipar maitse järgi

meetod

Kastme valmistamiseks võta kaussi oliiviõli, sidrunimahl suhkru, soola ja pipraga ning sega korralikult läbi, seejärel jahuta. Nüüd võta ülejäänud ained teise kaussi, sega korralikult läbi ja jäta kõrvale. Enne salati serveerimist lisage jahutatud kaste ja segage õrnalt.

Nautige!

tsitruseliste salat

Koostisained

1 tass täisterapastat, keedetud

1/2 tassi viilutatud paprikat

1/2 tassi porgandit, blanšeeritud ja tükeldatud

1 roheline sibul, hakitud

1/2 tassi apelsine, viiludeks lõigatud

1/2 tassi magusaid laimiviile

1 tass oa idandeid

1 tass madala rasvasisaldusega kohupiima

2-3 spl. piparmündi lehed

1 C. Sinepipulber

2 spl. Granuleeritud suhkur

Sool, maitse järgi

meetod

Vinegreti valmistamiseks lisa kaussi kohupiim, piparmündilehed, sinepipulber, suhkur ja sool ning sega korralikult, kuni suhkur lahustub. Sega ülejäänud komponendid teises kausis ja tõsta seejärel puhkama. Enne serveerimist lisa salatile kaste ja serveeri jahutatult.

Nautige!

Puuviljasalat ja salat

Koostisained

2-3 tükkideks rebitud salatilehte

1 papaia, tükeldatud

½ tassi viinamarju

2 apelsini

½ tassi maasikaid

1 arbuus

2 spl. Sidrunimahl

1 spl. Mu kallis

1 C. Punase pipra helbed

meetod

Võtke sidrunimahl, mesi ja tšillihelbed kaussi ning segage need korralikult läbi, seejärel pange kõrvale. Nüüd võta ülejäänud ained teise kaussi ja sega korralikult läbi. Enne serveerimist lisa salatile kaste ja serveeri kohe.

Nautige!

Õuna-salati salat

Koostisained

1/2 tassi purustatud muskusmeloni

1 C. Köömned, röstitud

1 C. Koriander

Sool ja pipar maitse järgi

2-3 tükkideks rebitud salat

1 kapsas, riivitud

1 porgand, riivitud

1 paprika, tükeldatud

2 spl. Sidrunimahl

½ tassi viinamarju, tükeldatud

2 õuna, tükeldatud

2 rohelist sibulat, hakitud

meetod

Pane idud, salat, hakitud porgand ja paprika kastrulisse, kata külma veega ning kuumuta keemiseni ja küpseta krõbedaks küpsemiseni. Selleks võib kuluda kuni 30 minutit. Nüüd nõruta need ja seo riidesse ning pane külmkappi. Nüüd tuleks õunad sidrunimahlaga kaussi võtta ja külmkappi panna. Nüüd võta ülejäänud koostisosad kaussi ja sega korralikult läbi. Serveeri salat kohe.

Nautige!

Oa ja pipra salat

Koostisained

1 tass punaseid ube, keedetud

1 tass kikerherneid, leotatud ja keedetud

Oliiviõli

2 sibulat, hakitud

1 C. Koriander, hakitud

1 paprika

2 spl. Sidrunimahl

1 C. tšilli pulber

soola

meetod

Paprikad tuleb kahvliga läbi torgata, seejärel õliga pintseldada ja seejärel madalal kuumusel röstida. Nüüd leota paprikaid külmas vees, seejärel eemalda kõrbenud nahk ja lõika seejärel viiludeks. Sega ülejäänud ained paprikaga ja sega korralikult läbi. Enne serveerimist laske sellel tund või rohkem jahtuda.

Nautige!!

Porgandi ja datli salat

Koostisained

1 ½ tassi porgandit, riivitud

1 pea salatit

2 spl. mandlid, röstitud ja hakitud

Mee ja sidruni vinegrett

meetod

Tõsta riivitud porgandid külma vette pannile ja hoia umbes 10 minutit, seejärel nõruta. Nüüd tuleb sama korrata salatipeaga. Nüüd võta porgandid ja salat koos teiste koostisosadega kaussi ja pane enne serveerimist külmkappi. Serveeri salat, puista peale röstitud ja hakitud mandleid.

Nautige!!

Kreemjas paprika salatikaste

Koostisained

2 tassi majoneesi

1/2 tassi piima

Vesi

2 spl. Siidri äädikas

2 spl. Sidrunimahl

2 spl. parmesani juust

soola

Natuke teravat piprakastet

Natuke Worcestershire'i kastet

meetod

Võtke suur kauss, koguge sinna kõik koostisosad ja segage need korralikult läbi, et tükke ei tekiks. Kui segu saavutab soovitud kreemja tekstuuri, vala see oma värske puu- ja juurvilja salatisse, seejärel on salat koos kastmega serveerimiseks valmis. See kreemjas ja vürtsikas piprakaste ei sobi mitte ainult salatitega, vaid seda saab serveerida ka kanaliha, burgerite ja võileibadega.

Nautige!

havai salat

Koostisained

Apelsini vinegreti jaoks

Laua lusikas. maisi jahu

Umbes tassitäie apelsinikõrvitsat

1/2 tassi apelsinimahla

Kaneelipulber

Salati jaoks

5-6 salatilehte

1 ananass, tükeldatud

2 banaani, tükkideks lõigatud

1 kurk, kuubikuteks

2 tomatit

2 apelsini, viiludeks lõigatud

4 musta datlit

Sool, maitse järgi

meetod

Kastme valmistamiseks võtke kauss ja segage maisitärklis apelsinimahlaga, seejärel lisage kaussi apelsinikõrvits ja küpseta, kuni kastme tekstuur pakseneb. Järgmisena tuleks kaussi lisada kaneelipulber ja tšillipulber ning seejärel mõneks tunniks külmkappi panna. Seejärel valmista salat, võta salatilehed kaussi ja kata see umbes 15 minutiks veega. Nüüd tuleks viilutatud tomatid panna ananassitükkide, õuna-, banaani-, kurgi- ja apelsiniviiludega kaussi, maitse järgi soolaga ja korralikult läbi segada. Nüüd lisa see salatilehtedele, seejärel vala jahtunud kaste enne serveerimist salatile.

Nautige!!

Põletatud maisi salat

Koostisained

Pakk suhkrumaisi maisitõlvikut

1/2 tassi viilutatud sibulat

1/2 tassi viilutatud paprikat

1/2 tassi viilutatud tomateid

Sool, maitse järgi

Vinegreti jaoks

Oliiviõli

Sidrunimahl

tšilli pulber

meetod

Maisitõlvikuid tuleks röstida keskmisel kuumusel, kuni need on kergelt söestunud, pärast röstimist tuleks maisitõlvikute tuumad noaga eemaldada. Nüüd võta kauss ja sega terad, hakitud sibul, paprika ja tomatid soolaga ning jäta kauss kõrvale. Nüüd valmista salatikaste, segades kokku oliiviõli, sidrunimahl ja tšillipulber, seejärel pane külmkappi. Enne serveerimist vala vinegrett salatile ja serveeri.

Nautige!

Kapsa ja viinamarja salat

Koostisained

1 pea kapsas, riivitud

Umbes 2 tassi rohelisi viinamarju, poolitatud

1/2 tassi peeneks hakitud koriandrit

3 rohelist tšillit, tükeldatud

Oliiviõli

Sidrunimahl, maitse järgi

Tuhksuhkur, maitse järgi

Sool ja pipar maitse järgi

meetod

Kastme valmistamiseks võta kaussi oliiviõli, sidrunimahl suhkru, soola ja pipraga ning sega korralikult läbi, seejärel jahuta. Nüüd võta ülejäänud koostisosad teise kaussi ja jäta kõrvale. Enne salati serveerimist lisage jahutatud kaste ja segage õrnalt.

Nautige!!

tsitruseliste salat

Koostisained

Umbes tassitäis täisterapastat, keedetud

1/2 tassi viilutatud paprikat

1/2 tassi porgandit, blanšeeritud ja tükeldatud

Kevadsibul. Tükeldatud

1/2 tassi apelsine, viiludeks lõigatud

1/2 tassi magusaid laimiviile

Tass oa idandeid

Umbes tassitäie kohupiima, madala rasvasisaldusega

2-3 spl. piparmündi lehed

Sinepipulber, maitse järgi

Tuhksuhkur, maitse järgi

soola

meetod

Vinegreti valmistamiseks lisa kaussi kohupiim, piparmündilehed, sinepipulber, suhkur ja sool ning sega korralikult läbi. Nüüd sega ülejäänud komponendid teises kausis kokku ja tõsta siis puhkama. Enne serveerimist lisa salatile kaste ja serveeri jahutatult.

Nautige!!

Puuviljasalat ja salat

Koostisained

4 tükkideks rebitud salatilehte

1 papaia, tükeldatud

1 tass viinamarju

2 apelsini

1 tass maasikaid

1 arbuus

½ tassi sidrunimahla

1 C. Mu kallis

1 C. Punase pipra helbed

meetod

Võtke sidrunimahl, mesi ja tšillihelbed kaussi ning segage need korralikult läbi, seejärel pange kõrvale. Nüüd võta ülejäänud ained teise kaussi ja sega korralikult läbi. Enne serveerimist lisa salatile vinegrett.

Nautige!

Kana karri salat

Koostisained

2 kondita, nahata kanarinda, keedetud ja poolitatud

3-4 sellerivart, tükeldatud

1/2 tassi majoneesi, madala rasvasisaldusega

2-3 spl. karri pulber

meetod

Võtke keedetud kondita ja nahata kanarind koos ülejäänud koostisosade, selleri, madala rasvasisaldusega majoneesi ja karripulbriga keskmistesse kaussidesse ja segage hästi. Niisiis, see maitsev ja lihtne retsept on serveerimiseks valmis. Seda salatit saab kasutada võileivatäidisena salatiga leival.

Nautige!!

Maasika-spinati salat

Koostisained

2 spl. seesamiseemned

2 spl. mooniseemned

2 spl. Valge suhkur

Oliivõli

2 spl. Paprika

2 spl. Valge äädikas

2 spl. Worcestershire'i kaste

Tükeldatud sibul

Spinat, loputatud ja tükkideks rebitud

Liiter maasikaid, tükkideks lõigatud

Vähem kui tass mandleid, hõbetatud ja blanšeeritud

meetod

Võtke keskmise suurusega kauss; sega mooniseemned, seesamiseemned, suhkur, oliiviõli, äädikas ja paprika Worcestershire'i kastme ja sibulaga. Segage need korralikult läbi ja katke kinni, seejärel pange vähemalt tunniks sügavkülma. Võta teine kauss ja sega omavahel spinat, maasikad ja mandlid, seejärel vala sinna ürdisegu, seejärel pane salat enne serveerimist vähemalt 15 minutiks külmkappi.

Nautige!

Maguskapsa salat restoranis

Koostisained

Üks 16 untsi kott kapsasalati segu

1 sibul, tükeldatud

Vähem kui tassitäis kreemjat kastet

Taimeõli

1/2 tassi valget suhkrut

soola

mooniseemned

Valge äädikas

meetod

Võtke suur kauss; sega kapsasalati segu ja sibul kokku. Nüüd võta teine kauss ja sega kokku kaste, taimeõli, äädikas, suhkur, sool ja mooniseemned. Pärast nende korralikku segamist lisage segu kapsasalati segule ja katke korralikult. Enne maitsva salati serveerimist pane see vähemalt tunniks-paariks külmkappi.

Nautige!

Klassikaline makaronisalat

Koostisained

4 tassi küünarnukimakarone, kuumtöötlemata

1 tass majoneesi

Vähem kui tass destilleeritud valget äädikat

1 tass valget suhkrut

1 C. kollane sinep

soola

Must pipar, jahvatatud

Üks suur sibul, peeneks hakitud

Umbes tassitäis riivitud porgandit

2-3 sellerivart

2 tšillipipart, tükeldatud

meetod

Võtke suur kastrul ja pange sinna soolaga maitsestatud vett ja laske keema tõusta, lisage sellele makaronid ja keetke ning laske umbes 10 minutit jahtuda, seejärel tühjendage. Nüüd võtke suur kauss ja lisage äädikas, majonees, suhkur, äädikas, sinep, sool ja pipar ning segage hästi. Kui see on hästi segatud, lisage seller, roheline paprika, tšilli, porgand ja makaronid ning segage uuesti hästi. Kui kõik koostisosad on hästi segunenud, jäta see enne maitsva salati serveerimist vähemalt 4-5 tunniks külmkappi seisma.

Nautige!

Pirnisalat Roqueforti juustuga

Koostisained

Salat, tükkideks rebitud

Umbes 3-4 pirni, kooritud ja tükeldatud

Kast riivitud või murendatud Roqueforti juustu

Roheline sibul, viilutatud

Umbes tassitäis valget suhkrut

1/2 purki pekanipähklit

Oliiviõli

2 spl. Punase veini äädikas

Sinep, maitse järgi

Küüslauguküünt

Sool ja must pipar, maitse järgi

meetod

Võtke kastrul ja kuumutage õli keskmisel kuumusel, seejärel segage suhkur pekanipähklitega ja jätkake segamist, kuni suhkur on sulanud ja pekanipähklid karamelliseerunud, seejärel laske neil jahtuda. Nüüd võta teine kauss ja lisa õli, äädikas, suhkur, sinep, küüslauk, sool ja must pipar ning sega korralikult läbi. Nüüd sega kausis salat, pirnid ja sinihallitusjuust, avokaado ja roheline sibul, seejärel lisa kastmesegu, puista peale karamelliseeritud pekanipähklid ja serveeri.

Nautige!!

Barbie tuunikala salat

Koostisained

Purk pikkuim-tuunikala

½ tassi majoneesi

Laua lusikas. parmesani stiilis juust

Magus hapukurk, maitse järgi

Sibulahelbed, maitse järgi

Karripulber, maitse järgi

Kuivatatud petersell, maitse järgi

Kuivatatud till, maitse järgi

Küüslaugupulber, maitse järgi

meetod

Võtke kauss, lisage kõik koostisosad ja segage hästi. Enne serveerimist lase neil tund aega jahtuda.

Nautige!!

Pühade kana salat

Koostisained

1 kilo kanaliha, keedetud

Tass majoneesi

A C. paprika

Umbes kaks tassi kuivatatud jõhvikaid

2 rohelist sibulat, peeneks hakitud

2 rohelist paprikat, hakitud

1 tass pekanipähklit, hakitud

Sool ja must pipar, maitse järgi

meetod

Võtke keskmise suurusega kauss, segage majonees, paprika, maitsestage ja vajadusel lisage soola. Nüüd võta jõhvikad, seller, paprika, sibul ja kreeka pähklid ning sega need korralikult läbi. Nüüd tuleks lisada keedetud kana ja siis need uuesti korralikult läbi segada. Maitsesta neid oma maitse järgi, seejärel lisa vajadusel jahvatatud musta pipart. Enne serveerimist lase vähemalt tund aega jahtuda.

Nautige!!

Mehhiko oasalat

Koostisained

Mustade ubade purk

Purk punaseid ube

Purk cannellini ube

2 rohelist paprikat, tükeldatud

2 punast paprikat

Pakk külmutatud maisiterasid

1 punane sibul, peeneks hakitud

Oliiviõli

1 spl. Punase veini äädikas

½ tassi sidrunimahla

soola

1 küüslauk, purustatud

1 spl. Koriander

1 C. Köömned, jahvatatud

Must pipar

1 C. Piprakaste

1 C. tšilli pulber

meetod

Võtke kauss ja segage oad, paprika, külmutatud mais ja punane sibul kokku. Nüüd võta teine väike kauss, sega õli, punase veini äädikas, sidrunimahl, koriander, köömned, must pipar, siis maitsesta ja lisa kuum kaste tšillipulbriga. Vala juurde kastmesegu ja sega korralikult läbi. Enne serveerimist lase neil umbes tund-kaks jahtuda.

Nautige!!

Peekoni rantšo pastasalat

Koostisained

Karp keetmata kolmevärvilist rotini pastat

9-10 viilu peekonit

Tass majoneesi

Kastesegu

1 C. küüslaugupulber

1 C. Küüslaugu pipar

1/2 tassi piima

1 tomat, tükeldatud

Purk musti oliive

Tass cheddari juustu, riivitud

meetod

Vala kastrulisse soolaga maitsestatud vesi ja kuumuta keemiseni. Keeda pasta selles umbes 8 minutit, kuni see pehmeneb. Nüüd võta pann ja kuumuta pannil õli ning küpseta selles peekonitükid. Kui see on keedetud, nõruta ja tükelda. Võtke teine kauss ja lisage sellele ülejäänud koostisosad, seejärel lisage see koos pasta ja peekoniga. Serveeri hästi segatuna.

Nautige!!

Punase koorega kartulisalat

Koostisained

4 uut punast kartulit, puhastatud ja pestud

2 muna

Nael peekonit

Sibul, peeneks hakitud

Selleri vars, tükeldatud

Umbes 2 tassi majoneesi

Sool ja pipar maitse järgi

meetod

Valage soolaga maitsestatud vesi kastrulisse ja laske keema tõusta, seejärel lisage kastrulisse uued kartulid ja keetke umbes 15 minutit, kuni need on pehmed. Seejärel kurna kartulid ja lase jahtuda. Nüüd võta munad kastrulisse ja kata need külma veega, seejärel lase vesi keema, seejärel tõsta kastrul tulelt ja tõsta kõrvale. Nüüd küpseta peekonitükid, nõruta need ja tõsta kõrvale. Nüüd lisa ja koostisosad kartuli ja peekoniga ning sega korralikult läbi. Jahuta ja serveeri.

Nautige!!

Musta oa ja kuskussi salat

Koostisained

Tass kuskussi, kuumtöötlemata

Umbes kaks tassi kanapuljongit

Oliiviõli

2-3 spl. Laimi mahl

2-3 spl. Punase veini äädikas

Köömned

2 rohelist sibulat, hakitud

1 punane paprika, tükeldatud

Koriander, värskelt hakitud

Tass külmutatud maisiterad

Kaks purki musti ube

Sool ja pipar maitse järgi

meetod

Keeda kanapuljong, seejärel sega kuskuss ja keeda see pannil kaanega ja tõsta kõrvale. Nüüd sega oliivõli, laimimahl, äädikas ja köömned, seejärel lisa sibul, pipar, koriander, mais, oad ja kate. Nüüd sega kõik ained omavahel, siis enne serveerimist lase paar tundi jahtuda.

Nautige!!

Kreeka kana salat

Koostisained

2 tassi kanaliha, keedetud

1/2 tassi porgandit, viilutatud

1/2 tassi kurki

Umbes tass musti oliive, tükeldatud

Umbes tassitäis fetajuustu, riivitud või murendatud

Itaalia kaste

meetod

Võtke suur kauss, võtke keedetud kana, porgand, kurk, oliivid ja juust ning segage need korralikult läbi. Nüüd lisa sellele kastmesegu ja sega uuesti korralikult läbi. Nüüd pane kauss kaanega külmkappi. Serveeri jahutatult.

Nautige!!

Imeline kanasalat

Koostisained

½ tassi majoneesi

2 spl. Siidri äädikas

1 küüslauk, hakitud

1 C. Värske till, peeneks hakitud

Üks kilo keedetud nahata ja kondita kanarinda

½ tassi feta juustu, riivitud

1 punane pipar

meetod

Majonees, äädikas, küüslauk ja till tuleb korralikult läbi segada ning hoida külmkapis vähemalt 6-7 tundi või üleöö. Nüüd tuleks kana, paprika ja juust sellega üle loopida ning seejärel mõneks tunniks jahedas seista ning siis tervislikku ja maitsvat salatiretsepti serveerida.

Nautige!!

Puuviljane kanakarri salat

Koostisained

4-5 kanarinda, keedetud

Selleri vars, tükeldatud

Rohelised sibulad

Umbes tassitäis kuldseid rosinaid

Õun, kooritud ja viilutatud

Pekanipähklid, röstitud

Rohelised viinamarjad, seemnetega ja poolitatud

karri pulber

Tass madala rasvasisaldusega majoneesi

meetod

Võtke suur kauss ja võtke kõik koostisosad, nagu seller, sibul, rosinad, viilutatud õunad, röstitud pekanipähklid, seemneteta rohelised viinamarjad karripulbri ja majoneesiga, ning segage need korralikult läbi. Kui need on omavahel hästi ühendatud, laske neil mõni minut puhata, seejärel serveerige maitsvat ja tervislikku kanasalatit.

Nautige!!

Imeline kanakarri salat

Koostisained

Umbes 4-5 nahata kondita kanarinda, poolitatud

Tass majoneesi

Umbes tassitäie chutneyt

A C. karri pulber

Umbes c. pipar

Pekanipähklid, umbes tass, hakitud

1 tass viinamarju, seemnetega ja poolitatud

1/2 tassi sibulat, peeneks hakitud

meetod

Võtke suur pott, küpsetage selles kanarinda umbes 10 minutit ja pärast valmimist rebi need kahvliga tükkideks. Seejärel nõruta need ja jäta jahtuma. Nüüd võta teine kauss ja lisa majonees, chutney, karripulber ja pipar ning sega siis kokku. Seejärel viska segusse keedetud ja rebitud kanarinnad, seejärel lisa pekanipähklid, karripulber ja pipar. Enne serveerimist pane salat mõneks tunniks külmkappi. See salat on ideaalne valik burgerite ja võileibade kõrvale.

Nautige!

Vürtsikas porgandisalat

Koostisained

2 porgandit, hakitud

1 küüslauk, hakitud

Umbes tass vett 2-3 spl. Sidrunimahl

Oliiviõli

Sool, maitse järgi

Pipar maitse järgi

punase pipra helbed

Petersell, värske ja hakitud

meetod

Pane porgandid mikrolaineahju ja küpseta neid mõni minut koos hakitud küüslaugu ja veega. Võtke see mikrolaineahjust välja, kui porgand on küpsenud ja pehmenenud. Seejärel kurna porgandid ja tõsta kõrvale. Nüüd tuleks porgandikaussi lisada sidrunimahl, oliiviõli, piprahelbed, sool ja petersell ning segada korralikult läbi. Lase paar tundi jahtuda ja maitsev vürtsikas salat on serveerimiseks valmis.

Nautige!!

Aasia õunasalat

Koostisained

2-3 spl. Riisiäädikas 2-3 spl. Laimi mahl

Sool, maitse järgi

Suhkur

1 C. kalakaste

1 jicama julienned

1 õun, tükeldatud

2 rohelist sibulat, peeneks hakitud

piparmünt

meetod

Riisiäädikas, sool, suhkur, laimimahl ja kalakaste tuleks keskmise suurusega kausis korralikult läbi segada. Kui see on hästi segatud, tuleks julienned jicamas segada kausis hakitud õuntega ja korralikult läbi visata. Seejärel tuleks lisada šalottsibulatükid ja piparmünt ning segada. Enne salati võileiva või burgeriga serveerimist laske sellel veidi jahtuda.

Nautige!!

Suvikõrvitsa ja orzo salat

Koostisained

1 suvikõrvits

2 rohelist sibulat, hakitud

1 kollane kõrvits

Oliiviõli

Kast keedetud orzo

tilli

Petersell

½ tassi kitsejuustu, riivitud

Pipar ja sool, maitse järgi

meetod

Suvikõrvitsat, hakitud rohelist sibulat kollase squashiga praetakse oliiviõlis keskmisel kuumusel. Neid tuleks küpsetada paar minutit, kuni need on pehmed. Nüüd viige need kaussi ja valage keedetud orzo koos peterselli, riivitud kitsejuustu, tilli, soola ja pipraga kaussi, seejärel segage uuesti. Enne roa serveerimist lase salatil paar tundi jahtuda.

Nautige!!

Kress-salat puuviljadega

Koostisained

1 arbuus, kuubikuteks

2 virsikut, neljandikku

1 hunnik kressi

Oliiviõli

½ tassi sidrunimahla

Sool, maitse järgi

Pipar maitse järgi

meetod

Arbuusikuubikud ja virsikuviilud tuleks visata koos kressiga keskmise suurusega kaussi, seejärel piserdada peale oliiviõli laimimahlaga. Seejärel maitsesta need oma maitse järgi ja vajadusel lisa vastavalt maitsele soola ja pipart. Kui kõik koostisosad on lihtsalt ja korralikult segunenud, siis jäta kõrvale või säilib ka paar tundi külmkapis, siis on maitsev tervisliku maitsega puuviljasalat serveerimiseks valmis.

Nautige!!

Cesari salat

Koostisained

3 küüslauguküünt, hakitud

3 anšoovist

½ tassi sidrunimahla

1 C. Worcestershire'i kaste

Oliiviõli

Üks munakollane

1 rooma pea

½ tassi Parmesani stiilis juustu, riivitud

Krutoonid

meetod

Hakitud küüslauguküüned koos anšoovise ja sidrunimahlaga tuleks püreestada, seejärel lisada sellele Worcestershire'i kaste koos soola, pipra ja munakollasega, seejärel blenderdada uuesti ühtlaseks massiks. See segu tuleks teha mikseriga aeglasel seadistusel, nüüd tuleks aeglaselt ja järk-järgult koos sellega lisada oliiviõli, seejärel visata sinna rooma. Seejärel tuleks segu mõneks ajaks kõrvale panna. Serveeri salatit parmesani juustu ja krutoonidega.

Nautige!!

Mango kana salat

Koostisained

2 kanarinda, kondita, tükkideks lõigatud

Roheline mesclun

2 mangot, tükeldatud

¼ tassi sidrunimahla

1 C. Ingver, riivitud

2 spl. Mu kallis

Oliiviõli

meetod

Sidrunimahl ja mesi tuleks kausis vahustada, seejärel lisada sellele riivitud ingver ja oliiviõli. Kui olete koostisosad kausis korralikult seganud, hoidke see kõrvale. Seejärel tuleks kana grillida, seejärel lasta jahtuda ning peale jahutamist rebib see kana kasutajasõbralikeks kuubikuteks. Seejärel võtke kana kausist ja segage see hästi roheliste ja mangodega. Pärast kõigi koostisosade korralikku segamist asetage see jahtuma ja serveerige maitsvat ja huvitavat salatit.

Nautige!!

Apelsini salat mozzarellaga

Koostisained

2-3 apelsini, viilutatud

Mozzarella

Värsked basiilikulehed, tükkideks rebitud

Oliiviõli

Sool, maitse järgi

Pipar maitse järgi

meetod

Mozzarella ja apelsiniviilud tuleb segada rebitud värskete basiilikulehtedega.

Pärast nende korralikku segamist piserda segule oliiviõli ja maitsesta.

Seejärel lisa vajadusel maitse järgi soola ja pipart. Enne salati serveerimist lase paar tundi jahtuda, sest nii saad salatile õiged maitsed.

Nautige!!

Kolme oa salat

Koostisained

1/2 tassi siidri äädikat

Umbes tassi suhkrut

Tass taimeõli

Sool, maitse järgi

½ tassi rohelisi ube

½ tassi vahaube

½ tassi punaseid ube

2 punast sibulat, peeneks hakitud

Sool ja pipar maitse järgi

peterselli lehed

meetod

Õunaäädikas taimeõli, suhkru ja soolaga tuleks võtta kastrulisse ja keema, seejärel lisada oad koos viilutatud punase sibulaga ja seejärel marineerida neid vähemalt tund. Tunni aja pärast maitsesta soolaga, vajadusel lisa soola ja pipart, seejärel serveeri värske peterselliga.

Nautige!!

Miso tofu salat

Koostisained

1 C. Ingver, peeneks hakitud

3-4 spl. miso

Vesi

1 spl. riisiveini äädikas

1 C. Sojakaste

1 C. Tšilli pasta

1/2 tassi maapähkliõli

1 beebispinat, tükeldatud

½ tassi tofut, lõigatud tükkideks

meetod

Tükeldatud ingver tuleks püreestada miso, vee, risiveiniäädika, sojakastme ja tšillipastaga. Seejärel tuleb see segu segada poole tassi maapähkliõliga. Kui need on hästi segunenud, lisa kuubikuteks lõigatud tofu ja hakitud spinat. Jahuta ja serveeri.

Nautige!!

Jaapani redis salat

Koostisained

1 arbuus, viilutatud

1 redis, viilutatud

1 šalottsibul

1 hunnik noori võrseid

Mirin

1 C. riisiveini äädikas

1 C. Sojakaste

1 C. Ingver, riivitud

soola

seesamiõli

Taimeõli

meetod

Võtke arbuus, redis talisibula ja rohelisega kaussi ja hoidke need kõrvale. Nüüd võta teine kauss, lisa mirin, äädikas, sool, riivitud ingver, sojakaste seesamiõli ja taimeõliga ning sega korralikult läbi. Kui koostisosad kausis on hästi segunenud, määri see segu arbuusi- ja redisekausile. Seega on huvitav, kuid väga maitsev salat serveerimiseks valmis.

Nautige!!

Edela-Cobb

Koostisained

1 tass majoneesi

1 tass petipiima

1 C. Kuum Worcestershire'i kaste

1 C. Koriander

3 rohelist sibulat

1 spl. Apelsini koor

1 küüslauk, hakitud

1 rooma pea

1 avokaado, tükeldatud

jicama

½ tassi teravat juustu, riivitud või purustatud

2 apelsini, viiludeks lõigatud

Sool, maitse järgi

meetod

Majonees ja pett tuleks püreestada kuuma Worcestershire'i kastme, rohelise sibula, apelsinikoore, koriandri, hakitud küüslaugu ja soolaga. Nüüd võta teine kauss ja sega rooma, avokaadod ja jicamas apelsinide ja riivjuustuga. Nüüd vala petipiimapüree apelsinide kaussi ja hoia enne serveerimist kõrvale, et salatile õige maitse saavutaks.

Nautige!!

Caprese pasta

Koostisained

1 pakk fusilli

1 tass Mozzarellat, tükeldatud

2 tomatit, seemnetest puhastatud ja tükeldatud

Värsked basiiliku lehed

¼ tassi piiniaseemneid, röstitud

1 küüslauk, hakitud

Sool ja pipar maitse järgi

meetod

Fusilli tuleb küpsetada vastavalt juhistele ja seejärel panna külmkappi kõrvale. Kui see on jahtunud, sega see mozzarella, tomatite, röstitud seedermänni seemnete, hakitud küüslaugu ja basiilikulehtedega ning maitsesta ning vajadusel lisa maitse järgi soola ja pipart. Hoidke kogu salati segu jahtuma ja serveerige seda koos võileibade või burgeritega või mõne muu toidukorraga.

Nautige!!

Suitsuforelli salat

Koostisained

2 spl. Siidri äädikas

Oliiviõli

2 šalottsibulat, hakitud

1 C. mädarõigas

1 C. Dijoni sinep

1 C. Mu kallis

Sool ja pipar maitse järgi

1 purk suitsuforelli, murendatud

2 õuna, viilutatud

2 peeti, viilutatud

Rakett

meetod

Võtke suur kauss ja segage purustatud suitsuforell õunte, peedi ja rukolaga, seejärel asetage kauss kõrvale. Nüüd võtke teine kauss ja segage kokku siidriäädikas, oliiviõli, mädarõigas, hakitud šalottsibul, mesi ja Dijoni sinep, seejärel maitsestage segu oma maitse järgi ja seejärel lisage vajadusel soola ja pipart vastavalt oma maitsele. Nüüd võta see segu ja vala see julieneeritud õunte kaussi ja sega korralikult läbi ning serveeri salatit.

Nautige!!

oa-muna salat

Koostisained

1 tass rohelisi ube, blanšeeritud

2 redist, viilutatud

2 muna

Oliiviõli

Sool ja pipar maitse järgi

meetod

Munad tuleks kõigepealt keeta, seejärel segada blanšeeritud roheliste ubade ja viilutatud redistega. Sega need korralikult läbi, piserda peale oliiviõli ning lisa vastavalt oma maitsele soola ja pipart. Kui kõik koostisosad on hästi segunenud, jäta need kõrvale ja lase jahtuda. Kui segu on jahtunud, on salat serveerimiseks valmis.

Nautige!!

Ambros salat

Koostisained

1 tass kookospiima

2-3 viilu apelsinikoort

Paar tilka vaniljeessentsi

1 tass viinamarju, viilutatud

2 mandariini, viilutatud

2 õuna, viilutatud

1 riivitud ja röstitud kookospähkel

10-12 pähklit, purustatud

meetod

Võtke keskmise suurusega kauss ja segage kookospiim, apelsinikoor vaniljeessentsiga. Kui olete korralikult vahustanud, lisage viilutatud mandariin koos viilutatud õunte ja viinamarjadega. Pärast kõigi koostisosade segamist asetage see enne maitsva salati serveerimist tunniks või paariks külmkappi. Kui salat on jahtunud, serveeri salatit võileiva või burgeritega.

Nautige!!

Veerand salat

Koostisained

Tass majoneesi

Tass sinihallitusjuustu

1/2 tassi petipiima

šalottsibul

Sidrunikoor

Worcestershire'i kaste

Värsked peterselli lehed

Jäämäe kiilud

1 kõvaks keedetud muna

1 tass peekonit, purustatud

Sool ja pipar maitse järgi

meetod

Majonees sinihallitusjuustu, peti, šalottsibula, kastme, sidrunikoore ja petserselliga tuleb püreestada. Pärast pudru valmistamist maitsesta see oma maitse järgi ning vajadusel lisa vastavalt maitsele soola ja pipart. Nüüd võta teine kauss ja viska jäämäe viilud kuradimunaga kaussi, nii et kuradimuna määrib kõvaks keedetud munad läbi kurna. Nüüd valage purustatud majoneesi viilude ja mimoosiga kaussi ning segage hästi. Salatit tuleb serveerida, määrides sellele värsket peekonit.

Nautige!!

Hispaania tšilli salat

Koostisained

3 rohelist sibulat

4-5 oliivi

2 paprikat

2 spl. Šerri äädikas

1 pea Paprika, suitsutatud

1 rooma pea

1 peotäis mandleid

Küüslauguküünt

Leiva viilud

meetod

Rohelist sibulat tuleks grillida ja seejärel tükkideks lõigata. Nüüd võta teine kauss ja sega sisse tšillipipar ja oliivid mandlite, suitsupaprika, äädika, rooma ja grillitud ja hakitud rohelise sibulaga. Sega kausis olevad ained korralikult läbi ja tõsta kõrvale. Nüüd tuleks saiaviilud röstida ja röstimisel küüslauguküüned viiludele peale hõõruda ning seejärel tšillisegu röstitud kuklitele peale valada.

Nautige!!

mimoosi salat

Koostisained

2 muna, kõvaks keedetud

½ tassi võid

1 pea salatit

Äädikas

Oliiviõli

Maitsetaimed, hakitud

meetod

Võtke keskmise suurusega kauss ja segage salat, või äädika, oliiviõli ja hakitud ürtidega. Pärast koostisosade põhjalikku segamist kausis tõsta kauss mõneks ajaks kõrvale. Vahepeal tuleb mimoos ette valmistada. Mimoosi valmistamiseks tuleb esmalt kõvaks keedetud munad koorida ja seejärel sõela abil kõvaks keedetud munad filtreerida ja nii ongi mimoosimuna valmis. Nüüd tuleb see mimoosimuna enne maitsva mimoosalati serveerimist salatikausi peale valada.

Nautige!!

Klassikaline Waldorf

Koostisained

1/2 tassi majoneesi

2-3 spl. Hapukoor

2 murulauku

2-3 spl. Petersell

1 sidruni koor ja mahl

Suhkur

2 õuna, tükeldatud

1 selleri vars, tükeldatud

Pähkel

meetod

Võta kaussi, siis majonees, hapukoor vahusta murulaugu, sidrunikoore ja -mahla, peterselli, pipra ja suhkruga. Kui kausis olevad koostisosad on hästi segunenud, asetage see kõrvale. Nüüd võta teine kauss ja sega selles õunad, hakitud seller ja kreeka pähklid. Nüüd võta majoneesisegu ja sega see õunte ja selleriga. Sega kõik ained korralikult läbi, lase kausil veidi seista ja serveeri siis salatit.

Nautige!!

Mustsilmhernesalat

Koostisained

Laimi mahl

1 küüslauk, hakitud

1 C. Köömned, jahvatatud

soola

Koriander

Oliiviõli

1 tass mustsilmsed herned

1 Jalapeno, hakitud või purustatud

2 tomatit, tükeldatud

2 punast sibulat, peeneks hakitud

2 advokaati

meetod

Laimimahl vahustatakse küüslaugu, köömnete, koriandri, soola ja oliiviõliga. Kui kõik need koostisosad on hästi segunenud, segage see segu purustatud jalapenode, mustade herneste, avokaadode ja peeneks hakitud punase sibulaga. Kui kõik koostisosad on hästi segunenud, lase salatil mõni minut seista ja serveeri.

Nautige!!

Köögiviljasalat Šveitsi juustuga

Koostisained

1 tass rohelist sibulat, viilutatud

1 tass sellerit, viilutatud

1 tass rohelist pipart

1 tass tšilliga täidetud oliive

6 tassi hakitud salatit

1/3 tassi taimeõli

2 tassi riivitud Šveitsi juustu

2 spl. Punase veini äädikas

1 spl. Dijoni sinep

Sool ja pipar maitse järgi

meetod

Kombineeri oliivid, sibul, seller ja roheline pipar salatikausis ning sega korralikult läbi. Sega väikeses kausis õli, sinep ja äädikas. Maitsesta kaste soola ja pipraga. Puista kaste köögiviljadele. Hoia külmkapis üle öö või mitu tundi. Enne serveerimist vooderda taldrik salatilehtedega. Sega juust köögiviljadega. Aseta salat salatile. Tõsta peale riivjuust. Serveeri kohe.

Nautige!

Maitsev porgandisalat

Koostisained

2 naela porgandit, kooritud ja lõigatud õhukesteks diagonaalseteks viiludeks

½ tassi mandlilaaste

1/3 tassi kuivatatud jõhvikaid

2 tassi rukolat

2 hakitud küüslauguküünt

1 pakk murendatud Taani sinihallitusjuustu

1 spl. Siidri äädikas

¼ tassi ekstra neitsioliiviõli

1 C. Mu kallis

1 kuni 2 näputäis värskelt jahvatatud musta pipart

Soola maitse järgi

meetod

Sega kausis porgand, küüslauk ja mandlid. Lisa veidi oliiviõli ja sega korralikult läbi. Lisa maitse järgi soola ja pipart. Tõsta segu küpsetusplaadile ja küpseta eelkuumutatud ahjus 30 minutit temperatuuril 400 kraadi F või 200 kraadi C. Eemaldage, kui serv pruunistub, ja laske jahtuda. Tõsta porgandisegu kaussi. Lisa mesi, äädikas, jõhvikad ja juust ning sega korralikult läbi. Viska peale rukola ja serveeri kohe.

Nautige!

Marineeritud köögiviljasalat

Koostisained

1 purk rohelisi herneid, nõrutatud

1 purk prantsusepäraseid rohelisi ube, nõrutatud

1 purk valge maisi või käive, nõrutatud

1 keskmine sibul, õhukeselt viilutatud

¾ tassi peeneks hakitud sellerit

2 spl. Tükeldatud paprika

½ tassi valge veini äädikat

½ tassi taimeõli

¾ tassi suhkrut

½ tl. Pipar ½ tl. soola

meetod

Võtke suur kauss ja segage herned, mais ja oad. Lisa seller, sibul ja paprika ning sega segu korralikult läbi. Võtke kastrul. Lisage kõik ülejäänud koostisosad ja keetke madalal kuumusel. Segage pidevalt, kuni suhkur on lahustunud. Vala kaste köögiviljasegule. Kata kauss kaanega ja pane üleöö külmkappi. Saate seda mitu päeva külmkapis hoida. Serveeri värskena.

Nautige!

Röstitud värvilise maisi salat

Koostisained

8 Värske maisi kaunades 1 Punane paprika kuubikuteks

1 roheline paprika, tükeldatud

1 punane sibul, hakitud

1 tass hakitud värsket koriandrit

½ tassi oliiviõli

4 küüslauguküünt purustatud ja seejärel hakitud

3 laimi

1 C. Valge suhkur

Sool ja pipar maitse järgi

1 spl. kuum kaste

meetod

Võtke suur kastrul ja asetage sinna mais. Vala vesi ja leota maisi 15 minutit. Eemaldage maisikestadelt siidid ja asetage kõrvale. Võtke grill ja soojendage see kõrgele. Asetage mais grillile ja küpseta 20 minutit. Pöörake neid aeg-ajalt ümber. Laske jahtuda ja visake kestad ära. Võtke blender ja valage oliiviõli, laimimahl, kuum kaste ja segage. Lisa koriander, küüslauk, suhkur, sool ja pipar. Blenderda ühtlaseks seguks. Puista peale mais. Serveeri kohe.

Nautige!

Kreemjas kurk

Koostisained

3 kurki, kooritud ja õhukesteks viiludeks

1 sibul, viilutatud

2 tassi vett

¾ tassi rasket vahukoort

¼ tassi siidri äädikat

Hakitud värske petersell, valikuline

¼ tassi) suhkrut

½ tl. soola

meetod

Lisa vesi ja soola kurk ja sibul, leota vähemalt 1 tund. Kurna liigne vesi välja.

Sega kausis koor ja äädikas ühtlaseks massiks. Lisa marineeritud kurgid ja sibul. Sega hästi ühtlaseks katmiseks. Tõsta mõneks tunniks külmkappi. Enne serveerimist puista peale petersell.

Nautige!

Marineeritud seente ja tomati salat

Koostisained

12 untsi kirsstomateid, poolitatud

1 pakk värskeid seeni

2 viilutatud rohelist sibulat

¼ tassi balsamico äädikat

1/3 tassi taimeõli

1 ½ tl. Valge suhkur

½ tl. Jahvatatud must pipar

½ tl. soola

½ tassi hakitud värsket basiilikut

meetod

Vahusta kausis palsamiäädikas, õli, pipar, sool ja suhkur, et moodustuks homogeenne segu. Võta teine suur kauss ja sega omavahel tomatid, sibulad, seened ja basiilik. Sega hästi. Lisa kaste ja kata köögiviljad ühtlaselt. Kata kauss ja jahuta 3–5 tundi. Serveeri värskena.

Nautige!

Oasalat

Koostisained

1 purk punaseid ube, pestud ja nõrutatud

1 purk kikerherneid või garbanzo ube, pestud ja nõrutatud

1 purk rohelisi ube

1 purk vahaseid ube, nõrutatud

¼ tassi Julienne'i rohelist pipart

8 rohelist sibulat, viilutatud

½ tassi siidri äädikat

¼ tassi rapsiõli

¾ tassi suhkrut

½ tl. soola

meetod

Sega oad suures kausis kokku. Lisa ubadele roheline pipar ja sibul. Vahusta kaanega purgis siidriäädikas, suhkur, õli ja sool ühtlaseks vinegretiks. Lase suhkrul kastmes täielikult lahustuda. Vala peale oasegu ja sega korralikult läbi. Kata segu kaanega ja hoia üleöö külmkapis.

Nautige!

Küüslaugu peedi salat

Koostisained

6 keedetud peeti, kooritud ja viilutatud

3 spl. Oliiviõli

2 spl. Punase veini äädikas

2 küüslauguküünt

Soola maitse järgi

Rohelise sibula viilud, osa kaunistuseks

meetod

Kombineerige kõik koostisosad kausis ja segage hästi. Serveeri kohe.

Nautige!

Marineeritud mais

Koostisained

1 tass külmutatud maisi

2 rohelist sibulat, õhukeselt viilutatud

1 spl. Hakitud roheline pipar

1 leht salatit, valikuline

¼ tassi majoneesi

2 spl. Sidrunimahl

vs. Jahvatatud sinep

vs. Suhkur

1 kuni 2 näputäis värskelt jahvatatud pipart

meetod

Sega suures kausis majonees sidrunimahla, sinepipulbri ja suhkruga. Vahusta hästi ühtlaseks massiks. Lisage majoneesile mais, roheline pipar, sibul. Maitsesta segu soola ja pipraga. Kata kaanega ja jahuta külmkapis üleöö või vähemalt 4-5 tundi. Enne serveerimist vooderda taldrik salatiga ja aseta sellele salat.

Nautige!

Hernesalat

Koostisained

8 viilu peekonit

1 pakk külmutatud herneid, sulatatud ja nõrutatud

½ tassi hakitud sellerit

½ tassi hakitud rohelist sibulat

2/3 tassi hapukoort

1 tass hakitud india pähkleid

Sool ja pipar maitse järgi

meetod

Pane peekon suurde kastrulisse ja küpseta keskmisel kuni keskmisel kõrgel kuumusel, kuni mõlemad pooled on pruunid. Nõruta üleliigne õli paberrätikuga ja murenda peekon. Hoidke see kõrvale. Sega keskmises kausis seller, herned, roheline sibul ja hapukoor. Sega õrna käega korralikult läbi. Lisa india pähklid ja peekon salatile vahetult enne serveerimist. Serveeri kohe.

Nautige!

naerisalat

Koostisained

¼ tassi magusat punast pipart, hakitud

4 tassi riivitud kooritud kaalikat

¼ tassi rohelist sibulat

¼ tassi majoneesi

1 spl. Äädikas

2 spl. Suhkur

vs. Pipar

vs. soola

meetod

Võtke kauss. Kombineerige punane pipar, sibul ja segage. Kastme valmistamiseks võtke teine kauss. Sega majonees, äädikas, suhkur, sool ja pipar ning klopi korralikult läbi. Vala segu köögiviljadele ja sega korralikult läbi. Võtke kaalikas kaussi, lisage see segu kaalikale ja segage hästi. Tõsta köögiviljad üleöö või mitmeks tunniks külmkappi. Rohkem marinaadi lisab rohkem maitset. Serveeri värskena.

Nautige!

Õuna ja avokaado salat

Koostisained

1 kimp noori võrseid

¼ tassi punast sibulat, hakitud

½ tassi hakitud kreeka pähkleid

1/3 tassi murendatud sinihallitusjuustu

2 spl. Sidrunikoor

1 õun, kooritud, puhastatud südamikust ja viilutatud

1 avokaado, kooritud, kivideta ja kuubikuteks lõigatud

4 mandariini, pressitud

½ sidrunit, pressitud

1 hakitud küüslauguküüs

2 spl. Oliiviõli Sool maitse järgi

meetod

Sega kausis idud, kreeka pähklid, punane sibul, sinihallitusjuust ja sidrunikoor. Sega segu korralikult läbi. Vahusta tugevalt mandariinimahl, sidrunikoor, sidrunimahl, hakitud küüslauk, oliiviõli. Maitsesta segu soolaga. Vala salatile ja sega läbi. Lisa kaussi õun ja avokaado ning sega läbi vahetult enne salati serveerimist.

Nautige!

Maisi salat, oad, sibul

Koostisained

1 purk täisteramaisi, pestud ja nõrutatud

1 purk pestud ja nõrutatud herneid

1 purk rohelisi ube, nõrutatud

1 purk Pimientos, nõrutatud

1 tass peeneks hakitud sellerit

1 sibul, peeneks hakitud

1 roheline paprika, peeneks hakitud

1 tass suhkrut

½ tassi siidri äädikat

½ tassi rapsiõli

1 C. soola

½ tl. Pipar

meetod

Võtke suur salatikauss ja segage sibul, roheline pipar, seller kokku. Hoidke see kõrvale. Võtke kastrul ja valage sinna äädikas, õli, suhkur, sool ja pipar ning laske keema tõusta. Eemaldage tulelt ja laske segul jahtuda. Nirista köögiviljadele ja viska korralikult läbi, et köögiviljad oleksid ühtlaselt kaetud. Hoia mitu tundi või üleöö külmkapis. Serveeritakse jahutatult.

Nautige!

Itaalia köögiviljasalat

Koostisained

1 purk artišokisüdamed, nõrutatud ja neljaks lõigatud

5 tassi rooma salatit, loputatud, kuivatatud ja tükeldatud

1 punane paprika, lõigatud ribadeks

1 porgand 1 punane sibul õhukesteks viiludeks

¼ tassi musti oliive

¼ tassi rohelisi oliive

½ kurk

2 spl. Riivitud Romano juust

1 C. Hakitud värske tüümian

½ tassi rapsiõli

1/3 tassi estragoni äädikat

1 spl. Valge suhkur

½ tl. Kuiv sinep

2 hakitud küüslauguküünt

meetod

Võtke õhukindla kaanega keskmine anum. Vala sisse rapsiõli, äädikas, kuiv sinep, suhkur, tüümian ja küüslauk. Kata anum ja vahusta tugevalt ühtlaseks seguks. Tõsta segu kaussi ja aseta sinna artišokisüdamed. Tõsta külmkappi ja marineeri üleöö. Võtke suur kauss ja segage salat, porgand, punane paprika, punane sibul, oliiv, kurk ja juust kokku. Sega õrnalt. Lisa maitsestamiseks soola ja pipart. Sega see artišokkidega. Lase neljaks tunniks marineerida. Serveeri värskena.

Nautige!

Mereandide pasta salat

Koostisained

1 pakk kolmevärvilist pastat

3 varssellerit

1 kilo krabiliha imitatsiooni

1 tass külmutatud rohelisi herneid

1 tass majoneesi

½ spl. Valge suhkur

2 spl. Valge äädikas

3 spl. piim

1 C. soola

vs. jahvatatud musta pipart

meetod

Keeda suur pott soolaga maitsestatud vett, lisa pasta ja keeda 10 minutit. Kui pasta keeb, lisa rohelised herned ja krabiliha. Sega suures kausis kokku teised mainitud koostisosad ja jäta mõneks ajaks kõrvale. Kombineeri herned, krabiliha ja pasta. Serveeri kohe.

Nautige!

Grillitud köögiviljasalat

Koostisained

1 nael värsket sparglit, kärbitud

2 suvikõrvitsat, poolitatud pikuti ja otsad kärbitud

2 kollast kõrvitsat

1 suur punane sibul viiludeks

2 punast paprikat, poolitatud ja seemnetest puhastatud.

½ tassi ekstra neitsioliiviõli

¼ tassi punase veini äädikat

1 spl. Dijoni sinep

1 hakitud küüslauguküüs

Sool ja jahvatatud must pipar maitse järgi

meetod

Kuumuta ja grilli köögivilju 15 minutit, seejärel eemalda köögiviljad grillilt ja lõika väikesteks tükkideks. Lisage teised koostisosad ja segage salat nii, et kõik vürtsid seguneksid hästi. Serveeri kohe.

Nautige!

Maitsev suvine maisisalat

Koostisained

6 maisitõlvikut, kooritud ja täielikult puhastatud

3 suurt purustatud tomatit

1 suur hakitud sibul

¼ tassi hakitud värsket basiilikut

¼ tassi oliiviõli

2 spl. Valge äädikas

Sool ja pipar

meetod

Võtke suur kastrul, valage vesi ja sool ning keetke. Keeda mais selles keevas vees, seejärel lisa kõik loetletud koostisosad. Sega segu korralikult läbi ja pane külmkappi. Serveeri värskena.

Nautige!!

Krõmpsuvate herneste salat karamelliga

Koostisained

8 viilu peekonit

1 pakk külmutatud kuivatatud rohelisi herneid

½ tassi hakitud sellerit

½ tassi hakitud rohelist sibulat

2/3 tassi hapukoort

1 tass hakitud india pähkleid

Sool ja pipar oma maitse järgi

meetod

Küpseta peekonit pannil keskmisel kuumusel pruuniks. Sega kausis teised koostisosad peale india pähklite. Viimasena lisa segule peekon ja india pähklid. Sega korralikult läbi ja serveeri kohe.

Nautige!

Musta oa võlusalat

Koostisained

1 purk musti ube, loputatud ja nõrutatud

2 purki kuivatatud maisiterad

8 hakitud rohelist sibulat

2 jalapeno paprikat, seemnetest puhastatud ja hakitud

1 hakitud roheline pipar

1 avokaado kooritud, kivideta ja kuubikuteks lõigatud.

1 purk paprikat

3 tomatit, seemnetest puhastatud ja tükeldatud

1 tass hakitud värsket koriandrit

1 laimi mahl

½ tassi Itaalia kastet

½ tl. küüslaugu sool

meetod

Võtke suur kauss ja pange sinna kõik koostisosad. Sega hästi, et need seguneksid hästi. Serveeri kohe.

Nautige!

Maitsev Kreeka salat

Koostisained

3 suurt küpset tomatit, tükeldatud

2 kooritud ja tükeldatud kurki

1 väike punane sibul hakitud

¼ tassi oliiviõli

4 spl. sidrunimahl

½ tl. kuivatatud pune

Sool ja pipar maitse järgi

1 tass murendatud fetajuustu

6 Kreeka musta oliivi, kivideta ja viilutatud

meetod

Võtke keskmise suurusega kauss ja segage tomatid, kurk ja sibul hästi läbi ning jätke segu viieks minutiks seisma. Puista segule õli, sidrunimahl, pune, sool, pipar, fetajuust ja oliivid. Sega läbi ja serveeri kohe.

Nautige!!

Hämmastav Tai kurgisalat

Koostisained

3 suurt kooritud kurki, mis tuleks lõigata ¼-tollisteks viiludeks ja eemaldada seemned

1 spl. soola

½ tassi valget suhkrut

½ tassi riisiveini äädikat

2 hakitud jalapeno paprikat

¼ tassi hakitud koriandrit

½ tassi hakitud maapähkleid

meetod

Kombineerige kõik koostisosad suures segamisnõus ja segage hästi.

Maitsesta maitse järgi ja serveeri jahutatult.

Nautige!

Valgurikas basiiliku tomati salat

Koostisained

4 suurt küpset tomatit, viilutatud

1 nael viilutatud värsket mozzarella juustu

1/3 tassi värsket basiilikut

3 spl. ekstra neitsioliiviõli

Peen meresool

Värskelt jahvatatud must pipar

meetod

Tõsta taldrikul vaheldumisi ja kattuvad tomati- ja mozzarellaviilud. Lõpuks vala peale veidi oliivõli, peent meresoola ja pipart. Serveeri jahutatult, kaunistatud basiilikulehtedega.

Nautige!

Kiire kurgi-avokaado salat

Koostisained

2 keskmist kurki, kuubikuteks

2 avokaado kuubikut

4 spl. hakitud värsket koriandrit

1 hakitud küüslauguküüs

2 spl. hakitud roheline sibul

vs. soola

Must pipar

¼ suurt sidrunit

1 laim

meetod

Võtke kurgid, avokaado ja koriander segage need hästi. Viimasena lisa pipar, sidrun, laim, sibul ja küüslauk. Sega hästi läbi. Serveeri kohe.

Nautige!

Orzo ja suussulav tomatisalat fetajuustuga

Koostisained

1 tass keetmata orzo pasta

¼ tassi kivideta rohelisi oliive

1 tass tükeldatud fetajuustu

3 spl. Tükeldatud värske Presley

1 tükeldatud küps tomat

¼ tassi neitsioliiviõli

¼ tassi sidrunimahla

Sool ja pipar

meetod

Küpseta orzo vastavalt tootja juhistele. Võtke kauss ja segage orzo, oliivid, petersell, till ja tomat väga hästi läbi. Viimasena pane peale sool, pipar ja lisa feta. Serveeri kohe.

Nautige!

Inglise kurgi ja tomati salat

Koostisained

8 roma või ploomtomatit

1 inglise kurk, kooritud ja kuubikuteks lõigatud

1 tass jicamat, kooritud ja peeneks hakitud

1 väike kollane paprika

½ tassi punast sibulat, tükeldatud

3 spl. Sidrunimahl

3 spl. ekstra neitsioliiviõli

1 spl. Kuivatatud petersell

1-2 näputäis pipart

meetod

Sega kausis tomatid, paprika, kurk, jicama ja punane sibul. Sega hästi. Vala peale oliivõli, sidrunimahl ja kata segu. Puista peale petersell ja sega. Maitsesta see soola ja pipraga. Serveeri kohe või jahutatult.

Nautige!

Vanaema baklažaani salat

Koostisained

1 baklažaan

4 tomatit, tükeldatud

3 muna, kõvaks keedetud, kuubikuteks lõigatud

1 sibul, peeneks hakitud

½ tassi prantsuse kastet

½ tl. Pipar

Sool, maitsestamiseks, valikuline

meetod

Pese baklažaan ja lõika pikuti pooleks. Võtke ahjuvorm ja määrige see oliiviõliga. Laota baklažaanid lõikepool allpool võiga määritud gratiinivormi. Küpseta 30–40 minutit temperatuuril 350 kraadi F. Võtke välja ja laske jahtuda. Koori baklažaan. Lõika need väikesteks kuubikuteks. Võtke suur kauss ja asetage baklažaanid sinna. Lisa sibul, tomatid, munad, kaste, pipar ja sool. Sega hästi. Pane vähemalt 1 tunniks külmkappi sügavkülma ja serveeri.

Nautige!

Porgandi, peekoni ja brokoli salat

Koostisained

2 pead värsket brokkolit, tükeldatud

½ naela peekonit

1 hunnik rohelist sibulat, hakitud

½ tassi riivitud porgandit

½ tassi rosinaid, valikuline

1 tass majoneesi

½ tassi destilleeritud valget äädikat

1-2 näputäis pipart

Soola maitse järgi

meetod

Küpseta peekonit suurel sügaval pannil keskmisel-kõrgel kuumusel, kuni see on pruunistunud. Nõruta ja murenda. Sega suures kausis brokkoli, roheline sibul, porgand ja peekon. Lisa soola ja pipart. Sega hästi. Võtke väike anum või kauss ja pange majonees ja äädikas ning vahustage. Tõsta kaste köögiviljasegule. Katke köögiviljad õrna käega. Tõsta vähemalt 1 tunniks külmkappi ja serveeri.

Nautige!

Kurgi-tomati salat hapukoorega

Koostisained

3-4 kurki, kooritud ja viilutatud

2 salatilehte, kaunistuseks, valikuline

5-7 viilu tomatit,

1 sibul, õhukeselt rõngasteks viilutatud

1 spl. Tükeldatud murulauk

½ tassi hapukoort

2 spl. Valge äädikas

½ tl. Tilli seeme

vs. Pipar

näputäis suhkrut

1 C. soola

meetod

Pane kurgiviilud kaussi ja puista üle soolaga. Lase 3-4 tundi külmkapis marineerida. Võtke kurk välja ja peske. Kurna kogu vedelik ja tõsta suurde salatikaussi. Lisa sibul ja tõsta kõrvale. Võta väike kauss ja sega hulka äädikas, hapukoor, murulauk, tilliseemned, pipar ja suhkur. Vahusta segu ja vala kurgisegule. Sega õrnalt. Paigalda taldrik kenasti salati ja tomatiga. Serveeri kohe.

Nautige!

Tomati tortellini salat

Koostisained

1 kilo vikerkaare tortellini pasta

3 ploomtomatit, poolitatud

3 untsi kõva salaami, kuubikuteks

2/3 tassi viilutatud sellerit

¼ tassi viilutatud musti oliive

½ tassi punast paprikat

1 spl. Punane sibul, tükeldatud

1 spl. tomatipasta

1 hakitud küüslauguküüs

3 spl. Punase veini äädikas

3 spl. Palsamiäädikas

2 spl. Dijoni sinep

1 C. Mu kallis

1/3 tassi oliiviõli

1/3 tassi taimeõli

¾ tassi riivitud provolone juustu

¼ tassi hakitud värsket peterselli

1 C. Tükeldatud värske rosmariin

1 spl. Sidrunimahl

Pipar ja sool maitse järgi

meetod

Keeda pasta vastavalt pakendil olevale juhisele. Vala peale külm vesi ja nõruta. Hoidke see kõrvale. Grilli broileri abil tomateid, kuni nahk muutub osaliselt mustaks. Nüüd pane tomat blenderisse. Lisa tomatipasta, äädikad, küüslauk, mesi ja sinep ning sega uuesti. Lisa vähehaaval oliiviõli ja taimeõli ning sega ühtlaseks massiks. Lisa soola ja pipart. Sega pasta kausis kõigi köögiviljade, ürtide, salaami ja sidrunimahlaga. Valage vinegrett ja segage hästi. Serveeri.

Nautige!

Brokkoli ja peekon majoneesivinegretis

Koostisained

1 hunnik brokkolit, lõigatud õisikuteks

½ väikest punast sibulat, peeneks hakitud

1 tass riivitud mozzarella juustu

8 viilu peekonit, keedetud ja murendatud

½ tassi majoneesi

1 spl. valge veini äädikas

¼ tassi) suhkrut

meetod

Pane brokkoli, keedetud peekon, sibul ja juust suurde kaussi. Sega õrna käega. Katke ja asetage kõrvale. Segage väikeses anumas majonees, äädikas ja suhkur. Vahusta pidevalt, kuni suhkur sulab ja moodustab ühtlase segu. Vala kaste brokolisegule ja kata ühtlaselt. Serveeri kohe.

Nautige!

Kanasalat kurgikreemiga

Koostisained

2 purki mahlast nõrutatud kanatükke

1 tass rohelisi seemneteta viinamarju, poolitatud

½ tassi hakitud pekanipähklit või mandleid

½ tassi hakitud sellerit

1 purk mandariini, nõrutatud

¾ tassi kreemjat kurgivinegretti

meetod

Võtke suur sügav salatikauss. Tõsta kana, seller, viinamarjad, apelsinid ja pekanipähklid või mandlid vastavalt soovile. Sega õrnalt. Lisa kurgivinegrett.

Sega kana- ja köögiviljasegu kreemja kastmega ühtlaseks. Serveeri kohe.

Nautige!

Köögiviljad mädarõika vinegretiga

Koostisained

¾ tassi lillkapsa õisikuid

kurgi tass

¼ tassi tükeldatud seemnetega tomateid

2 spl. Viilutatud redised

1 spl. Viilutatud roheline sibul

2 spl. Tükeldatud seller

¼ tassi Ameerika juustu, kuubikuteks

Treenima:

2 spl. majonees

1-2 spl. Suhkur

1 spl. valmistatud mädarõigas

1/8 tl Pipar

vs. soola

meetod

Kombineeri lillkapsas, kurk, tomat, seller, redis, roheline sibul ja juust suures kausis. Hoidke see kõrvale. Võtke väike kauss. Sega majonees, suhkur, mädarõigas, kuni suhkur sulab ja moodustab ühtlase segu. Vala kaste köögiviljadele ja sega korralikult läbi. Tõsta 1-2 tunniks külmkappi. Serveeri värskena.

Nautige!

Magus herne- ja pastasalat

Koostisained

1 tass makarone

2 tassi külmutatud rohelisi herneid

3 muna

3 rohelist sibulat, hakitud

2 sellerivart, tükeldatud

¼ tassi rantšo kastet

1 C. Valge suhkur

2 spl. valge veini äädikas

2 magusat hapukurki

1 tass riivitud Cheddari juustu

¼ värskelt jahvatatud musta pipart

meetod

Keeda pasta keevas vees. Lisage sellele näputäis soola. Kui olete lõpetanud, loputage see külma veega ja tühjendage. Võtke kastrul ja täitke see külma veega. Lisa munad ja kuumuta keemiseni. Eemaldage kuumusest ja katke. Lase munadel 10-15 minutit leiges vees seista. Tõsta munad leigest veest välja ja lase jahtuda. Koori nahk ja tükelda. Võtke väike kauss ja segage kaste, äädikas ja suhkur. Klopi korralikult läbi ning maitsesta soola ja värskelt jahvatatud musta pipraga. Kombineeri pasta, munad, köögiviljad ja juust. Vala peale kaste ja sega. Serveeri värskena.

Nautige!

Värviline pipra salat

Koostisained

1 roheline paprika, julieneeritud

1 magus kollane paprika, julieneeritud

1 magus punane paprika, julieneeritud

1 lilla paprika, julieneeritud

1 punane sibul, julieneeritud

1/3 tassi äädikat

¼ tassi rapsiõli

1 spl. Suhkur

1 spl. Tükeldatud värske basiilik

vs. soola

Näputäis pipart

meetod

Võtke suur kauss ja segage kõik paprikad ja segage hästi. Lisa sibul ja sega uuesti. Võtke teine kauss ja ühendage ülejäänud koostisosad ning vahustage segu tugevalt. Vala kaste paprika ja sibula segule. Köögiviljade katmiseks segage hästi. Kata segu kaanega ja pane üleöö külmkappi. Serveeri värskena.

Nautige!

Kanasalat, kuivatatud tomatid ja piiniapähklid juustuga

Koostisained

1 päts itaalia leiba, kuubikuteks lõigatud

8 grillkana riba

½ tassi piinia pähkleid

1 tass päikesekuivatatud tomateid

4 rohelist sibulat lõigatud 1/2-tollisteks tükkideks

2 pakki segatud rohelist salatit

3 spl. ekstra neitsioliiviõli

½ tl. soola

½ tl. värskelt jahvatatud musta pipart

1 C. küüslaugupulber

8 untsi fetajuustu, purustatud

1 tass balsamico vinegretti

meetod

Sega Itaalia leib ja oliiviõli. Maitsesta see soola, küüslaugupulbri ja soolaga.

Tõsta segu ühe kihina lusikaga määritud 9x13-tollisse ahjuvormi. Asetage see eelsoojendatud grillile ja grillige, kuni see muutub pruuniks ja söestunud. Võtke see välja ja laske jahtuda. Vooderdage küpsetusplaadile piiniaseemned ja asetage need broileri ahju alumisele restile ja röstige hoolikalt. Vala väikesesse kaussi kuuma vett ja leota päikesekuivatatud tomateid pehmeks. Viiluta tomatid. Salati kausis ühendage kõik rohelised köögiviljad; lisa tomatid, piiniaseemned, krutoonid, grillkana, kaste ja juust. Sega hästi. Serveeri.

Nautige!

Mozzarella ja tomati salat

Koostisained

¼ tassi punase veini äädikat

1 hakitud küüslauguküüs

2/3 tassi oliivõli

1 pint kirsstomateid, poolitatud

1 ½ tassi kuubikuteks lõigatud kooritud mozzarella juustu

¼ tassi hakitud sibulat

3 spl. Tükeldatud värske basiilik

Pipar maitse järgi

½ tl. soola

meetod

Võtke väike kauss. Lisa äädikas, hakitud küüslauk, sool ja pipar ning sega, kuni sool lahustub. Lisa õli ja vahusta segu ühtlaseks. Lisage suurde kaussi tomatid, juust, sibul, basiilik ja segage õrna käega. Lisa kaste ja sega korralikult läbi. Kata kauss ja pane 1–2 tunniks külmkappi. Sega aeg-ajalt. Serveeri värskena.

Nautige!

Vürtsikas suvikõrvitsasalat

Koostisained

1 ½ spl. seesamiseemned

¼ tassi kana puljongit

3 spl. miso pasta

2 spl. Sojakaste

1 spl. riisiäädikas

1 spl. Laimi mahl

½ tl. tai tšillikaste

2 spl. pruun suhkur

½ tassi hakitud rohelist sibulat

¼ tassi hakitud koriandrit

6 suvikõrvitsat, julieneeritud

2 lehte Nori, lõigatud õhukesteks viiludeks

2 spl. Helbed mandlid

meetod

Pange seesamiseemned kastrulisse ja asetage need keskmisele kuumusele. Küpseta 5 minutit. Segage pidevalt. Grilli seda kergelt. Sega kausis kanapuljong, sojakaste, misopasta, riisiäädikas, laimimahl, pruun suhkur, tšillikaste, talisibul ja koriander ning vahusta. Viska suurde salatikaussi suvikõrvits ja kaste ühtlaselt katteks. Kaunista suvikõrvits röstitud seesamiseemnete, mandlite ja noriga. Serveeri kohe.

Nautige!

Tomati ja spargli salat

Koostisained

1 nael värsket sparglit, lõigatud 1-tollisteks tükkideks

4 tomatit, neljaks lõigatud

3 tassi värskeid seeni, viilutatud

1 roheline paprika, julieneeritud

¼ tassi taimeõli

2 spl. Siidri äädikas

1 hakitud küüslauguküüs

1 C. Kuivatatud estragon

vs. Kuum kaste

vs. soola

vs. Pipar

meetod

Valage kastrulisse väike kogus vett ja keetke spargel selles umbes 4–5 minutit krõbedaks ja pehmeks. Nõruta ja jäta kõrvale. Sega suures salatikausis seened tomatite ja rohelise pipraga. Segage teises kausis ülejäänud ülejäänud koostisosad. Vala köögiviljasegu kastmega. Sega korralikult läbi, kata ja hoia 2–3 tundi külmkapis. Serveeri.

Nautige!

Kurgisalat piparmündi, sibula ja tomatiga

Koostisained

2 kurki, pikuti poolitatud, seemnetest puhastatud ja viilutatud

2/3 tassi jämedalt hakitud punast sibulat

3 tomatit, seemnetest puhastatud ja jämedalt tükeldatud

½ tassi hakitud värskeid piparmündi lehti

1/3 tassi punase veini äädikat

1 spl. kalorivaba granuleeritud magusaine

1 C. soola

3 spl. Oliiviõli

Näputäis pipart

Soola maitse järgi

meetod

Sega suures kausis kurgid, granuleeritud magusaine, äädikas ja sool. Lase leotada. See tuleks jätta toatemperatuurile vähemalt 1 tunniks marinaadiks.

Aeg-ajalt segage segu. Pane sinna tomatid, sibul, hakitud värske piparmünt.

Sega hästi. Lisa kurgisegule õli. Viska ühtlaseks katmiseks. Lisa maitse järgi soola ja pipart. Serveeri värskena.

Nautige!

Adas Salatas

(türgi läätsesalat)

Koostis:

2 tassi läätsi, puhastatud

4 tassi vett

¼ tassi oliiviõli

1 sibul, viilutatud

2-3 küüslauguküünt, viilutatud

2 spl. Köömne pulber

1-2 sidrunit, ainult mahl

1 hunnik peterselli, viilutatud

Soola ja lisa maitse järgi

2 tomatit, neljaks lõigatud (valikuline)

2 muna, kõvaks keedetud ja neljaks lõigatud (valikuline)

Mustad oliivid, valikuline

¼ tassi piimatoodete fetat, valikuline, purustatud või viilutatud

meetod

Lisa oad ja vesi suurde kastrulisse ning kuumuta keskmisel-kõrgel kuumusel keema. Alanda kuumust, kinnita ja valmista kuni valmis. Ära üle küpseta. Nõruta ja pese külmas vees. Kuumuta oliiviõli praepannil keskmisel kuumusel. Lisa punane sibul ja prae selgeks. Lisa küüslauguküüned ja köömned ning prae veel 1 või 2 minutit. Aseta oad suurde kaussi ning lisa punane sibul, tomatid ja munad. Sega juurde sidrunimahl, petersell, lisaaine ja sool. Serveeri jahutatult juustuga.

Nautige!

Ajvar

Koostis:

3 keskmist baklažaani, poolitatud pikuti

6-8 punast paprikat

½ tassi oliiviõli

3 spl. Värske, puhas äädikas või apelsinimahl

2-3 küüslauguküünt, viilutatud

Soola ja lisa maitse järgi

meetod

Kuumuta ahi temperatuurini 475 kraadi F. Asetage baklažaan lõigatud küljega allapoole hoolikalt õlitatud küpsetusplaadile ja küpseta, kuni stiilid on söestunud ja baklažaan on hangunud, umbes 20 minutit. Tõsta suurele vormile ja kaanega mõneks minutiks aurutada. Asetage paprikad küpsetusplaadile ja küpsetage, keerates, kuni nahk on söestunud ja paprika pehme, veel umbes 20 minutit. Tõsta teisele tassile ja kaanega auruta mõneks minutiks. Kui puhtad köögiviljad on jahtunud, eemaldage baklažaanist viljaliha suures tassis või segistis, visake ülejäänud osad ära.

Tükelda paprika ja lisa baklažaanidele. Püreesta baklažaanid ja paprikad kartulipudruriga ühtlaseks, kuid siiski veidi jämedaks massiks. Kui kasutate mikserit, peksake kombinatsioon hoopis soovitud struktuurini.

Nautige!

Bakdoonsiyyeh

Koostis:

2 kimp Itaalia peterselli, viilutatud

¾ tassi tahini

¼ tassi sidrunimahla

Soola maitse järgi

Vesi

meetod

Vahusta tahini, värskelt täidetud apelsinimahl ja sool segamisnõus ühtlaseks massiks. Lisa supilusikatäis. või kaks vett vastavalt vajadusele, et saada tihe kaste. Maitsesta vastavalt soovile. Lisa viilutatud petersell ja sega. Serveeri kohe.

Nautige!

Põhjus Rellena

Koostis:

2 naela kuldkollane seller Yukonist

½ tassi õli

¼ tassi värsket, puhast laimi- või apelsinimahla

2-3 tšilli amarillot, valikuline

Soola ja lisa maitse järgi

2 tassi täidist

2-3 kõvaks keedetud muna, viilutatud

6-8 kivideta musta oliivi

Meetod:

Aseta seller suurde soolaga maitsestatud vette potti. Kuumuta keemiseni ja küpseta seller pehmeks ja valmis. Kõrvale panema. Aja seller läbi kartulipuksuri või püreesta kartulipudruga ühtlaseks massiks. Segage õli, suurendage (kui on), mineraalkaltsiumi või värskelt täidetud apelsinimahla ja soola maitse järgi. Vooderda lasanjeroog. Laota vormi põhja 50% sellerit ja silu ühtlaseks. Määri lemmiktäidis samamoodi sellerile. Määri ülejäänud seller samamoodi täidisele. Laota pakkumisnõu tagurpidi causa tassi peale. Pöörake nõu ja tass mõlema käega tagurpidi, lastes kausal tassile kukkuda. Kaunista causa kõvaks keedetud muna ja oliividega ning soovi korral vürtsid. Lõika osadeks ja paku.

Nautige!

Curtido

Koostis:

½ pea kapsast

1 porgand, kooritud ja riivitud

1 tass oad

4 tassi keeva vett

3 viilutatud rohelist sibulat

½ tassi valget õunasiidri äädikat

½ tassi vett

1 jalapeno või serrano pipra tõuge

½ tl. soola

meetod

Aseta köögiviljad ja oad suurde kuumakindlasse nõusse. Lisa nõudele särisev vesi, et see kataks köögiviljad ja oad ning lase umbes 5 minutit seista.

Nõruta kurnis, pigistades võimalikult palju vedelikku välja. Tõsta köögiviljad ja oad tagasi nõusse ning sega ülejäänud koostisosadega. Lase paar tundi külmikus puhata. Serveeri värskena.

Nautige!

Gado Gado

Koostisained

1 tass rohelisi ube, keedetud

2 porgandit, kooritud ja viilutatud

1 tass rohelisi ube, lõigatud 2-tollisteks mõõtudeks, aurutatud

2 kartulit, kooritud, keedetud ja viilutatud

2 tassi rooma salatit

1 Kurk, kooritud, viilutatud

2-3 tomatit, neljaks lõigatud

2-3 kõvaks keedetud muna, neljaks lõigatud

10-12 Krupuk, krevettide kreekerid

maapähklikaste

meetod

Kombineerige kõik koostisosad, välja arvatud rooma salat, ja segage hästi.

Serveeri salat rooma salati peenral.

Nautige!

Hobak Namul

Koostisained

3 Hobak või püreestatud suvikõrvits, lõigatud pooleks

2-3 küüslauguküünt, hakitud

1 C. Suhkur

soola

3 spl. soja marinaad

2 spl. Röstitud seesamiõli

meetod

Pane pott vett keskmisel-kõrgel kuumusel auruma. Lisa purustatud ja küpseta umbes 1 minut. Nõruta ja pese külmas vees. Nõruta uuesti.

Kombineerige kõik koostisosad ja segage hästi. Serveeri kuumalt koos valiku Jaapani lisanditega ja pearoaga.

Nautige!

Horiatiki Salata

Koostisained

3-4 tomatit, seemnetest puhastatud ja tükeldatud

1 kurk, kooritud, seemnetest puhastatud ja tükeldatud

1 punane sibul, viilutatud

½ tassi Kalamata oliive

½ tassi fetajuustu, tükeldatud või purustatud

½ tassi oliiviõli

¼ tassi õunasiidri äädikat

1-2 küüslauguküünt, hakitud

1 C. pune

Sool ja vürtsid maitse järgi

meetod

Kombineerige värsked köögiviljad, oliivid ja piimatooted suurel mittereaktiivsel taldrikul. Teises taldrikus sega oliiviõli, siidriäädikas, küüslauguküüned, pune, maitsesta ja lisa soola. Valage vinegrett taldrikule koos värskete köögiviljadega ja segage. Lase pool tundi marineerida ja serveeri kuumalt.

Nautige!

Kartoffelsalat

(Saksa bataadi salat)

Koostisained

2 naela õunu

¾ tassi kuuma liha- või linnulihasuppi

1 sibul, hakitud

1/3 tassi õli

tass äädikat

2 spl. Pruun või Dijoni sinep

1 spl. Suhkur

Sool ja vürtsid maitse järgi

1-2 spl. Murulauk või petersell, hakitud, soovi korral

meetod

Asetage õunad suurde potti ja lisage nii palju vett, et need oleksid tolli või kahe tolli võrra kaetud. Pane keskmisele-kõrgele tulele ja kuumuta keemiseni. Alandage kuumust ja jätkake aurutamist, kuni õunad on läbi küpsenud ja nuga torkab neist kergesti läbi. Filtreerige ja hoidke jahedas. Lõika õunad neljandikku. Sega kõik koostisosad omavahel ja sega korralikult läbi. Kohandage rooga maitse järgi ja serveerige parima maitse saavutamiseks kuumalt, 70 kraadi juures.

Nautige!

Kvashenaya Kapusta Provansal

Koostisained

2 naela hapukapsast

1 õun, südamikust puhastatud ja tükeldatud

1-2 porgandit, kooritud ja riivitud

4-6 rohelist sibulat, hakitud

1-2 spl. Suhkur

½ tassi oliiviõli

meetod

Lisa kõik koostisosad suurde kaussi ja sega korralikult läbi. Maitsesta maitse järgi ja serveeri jahutatult.

Nautige!

Waldorfi kana salat

Koostis:

Sool ja pipar

4,6–8 untsi kondita, nahata kanarind, mitte üle 1 tolli lai, raske, kärbitud

½ tassi majoneesi

2 spl. sidrunimahl

1 C. Dijoni sinep

½ tl. jahvatatud apteegitilli seemned

2 selleri rinnakorvi, hakitud

1 šalottsibul, hakitud

1 Granny Smith kooritakse, eemaldatakse südamik, poolitatakse ja lõigatakse ¼-tollisteks tükkideks

1/2 tassi kreeka pähkleid, hakitud

1 spl. viilutatud värske estragon

1 C. viilutatud värske tüümian

meetod

Lahustage 2 spl. soola 6 tassi külmas vees kastrulis. Kastke linnuliha vette. Kuumuta pann sooja vee kohal kuni 170 kraadini Celsiuse järgi. Keera kuumus maha ja lase 15 minutit seista. Tõsta linnuliha paberrätikuga vooderdatud taldrikule tagasi. Külmkapis, kuni linnuliha on jahtunud, umbes pool tundi. Kuni linnuliha jahtub, sega kokku majonees, sidrunimahl, sinep, jahvatatud apteegitill ja ¼ tl. booster koos suurel taldrikul. Kuivatage linnuliha käsnadega ja lõigake see ½ tolli tükkideks. Tõsta linnuliha majoneesiseguga taldrikule tagasi. Lisa valtsitud kaer, šalottsibul, õunamahl, kreeka pähklid, estragon ja tüümian; segada segada. Maitsesta lisandiga ja lisa maitse järgi soola. Serveeri.

Nautige!

Läätsesalat oliividega, suurepärane ja feta

Koostis:

1 tass ube, korjatud ja loputatud

Sool ja pipar

6 tassi vett

2 tassi madala naatriumisisaldusega kanapuljongit

5 küüslauguküünt, kergelt purustatud ja kooritud

1 loorberileht

5 spl. ekstra neitsioliiviõli

3 spl. valge veini äädikas

½ tassi jämedalt viilutatud Kalamata oliive

½ tassi värskeid suurepäraseid tulemusi, tükeldatud

1 suur šalottsibul, hakitud

¼ tassi murendatud fetajuustu

meetod

Leotage oad 4 tassi kuumas vees 1 spl. sool selles. Nõruta hästi. Sega kastrulis oad, ülejäänud vesi, puljong, küüslauk, loorberilehed ja sool ning keeda, kuni oad on pehmed. Nõruta ja visake küüslauk ja loorberilehed ära. Sega kausis ülejäänud koostisosadega ja sega korralikult läbi. Serveeri vähese fetaga.

Nautige!

Tai grillitud veiseliha salat

Koostis:

1 C. paprika

1 C. tšilli vürtsi pipar

1 spl. Valge riis

3 spl. kaltsiumi mineraalmahl, 2 laimi

2 spl. kalakaste

2 spl. vesi

½ tl. suhkur

1,1 ½ naela küljejahu, kärbitud

Lisage soola ja valget, jämedalt jahvatatud

4 šalottsibulat, õhukesteks viiludeks

1 ½ tassi värsket, rebitud suurepäraseid tulemusi

1 ½ tassi värskeid koriandri lehti

1 Tai tšilli, varrega ja õhukesteks viiludeks viilutatud

1 seemneteta inglise kurk, viilutatud 1/4 tolli laiuselt

meetod

Grilli külgroogasid kõrgel kuumusel pehmeks. Hoidke puhkamiseks kõrvale.

Lõika hammustussuurusteks tükkideks. Segage kausis kõik koostisosad ja segage hästi, kuni need on ühendatud. Serveeri kohe.

Nautige!

Ameerika salat

Koostisained

1 väike punane kapsas, hakitud

1 suur porgand, riivitud

1 õun, südamikust puhastatud ja tükeldatud

Vähemalt 50% laimi mahl

25 seemneteta valget viinamarja, viilutatud

1/2 tassi kreeka pähkleid, hakitud

3/4 tassi rosinaid, kuldsed rosinad näevad kõige paremad välja, kuid maitse järgi eelistan tavalisi rosinaid

1/2 valget sibulat, hakitud

4 spl. majonees

meetod

Lisage kõik esemed loetletud järjekorras suurele taldrikule. Segage hoolikalt pärast laimimahla lisamist kogu sisule.

Nautige!

www.ingramcontent.com/pod-product-compliance
Lightning Source LLC
Chambersburg PA
CBHW071429080526
44587CB00014B/1775